COMMENT ON DÉFEND

SES YEUX

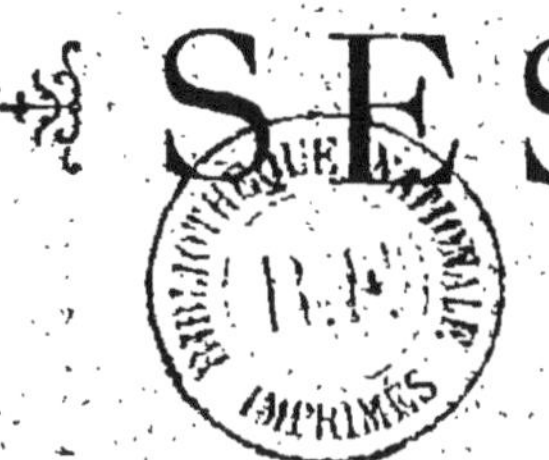

PAR

Le Dʳ Alph. PÉCHIN

Trois figures dans le texte

Prix : 1 franc

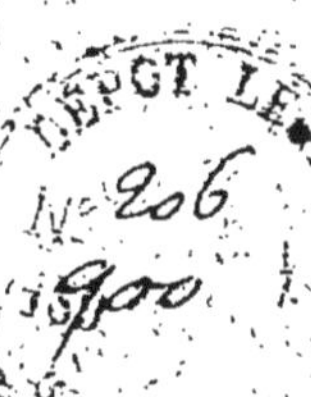

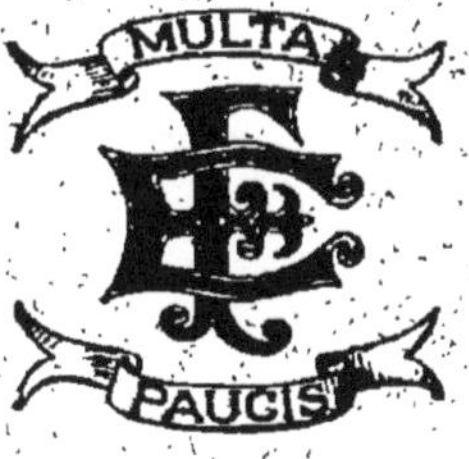

PARIS

ÉDITION MÉDICALE FRANÇAISE

29, RUE DE SEINE, 29

COMMENT ON DÉFEND

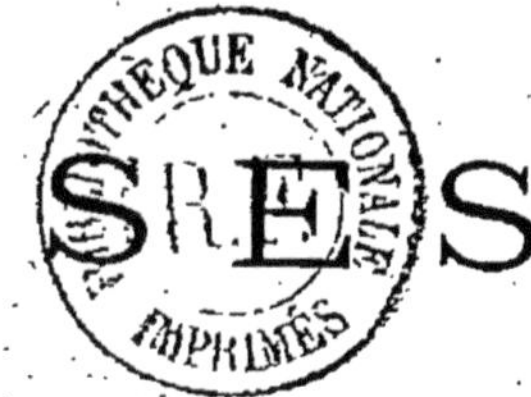

SES YEUX

COMMENT ON DÉFEND

SES YEUX

PAR

Le Dr Alph. PÉCHIN

Trois figures dans le texte

Prix : 1 franc

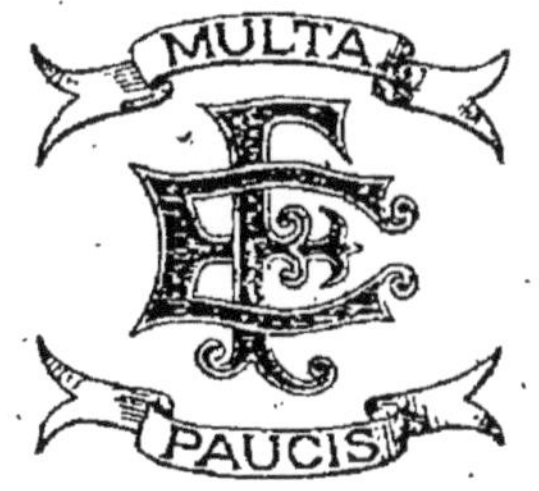

PARIS

L'ÉDITION MÉDICALE FRANÇAISE

29, RUE DE SEINE, 29

INTRODUCTION

A Monsieur le Docteur H. Labonne, à Paris.

Vous avez, dans une série de publications, appris au public *comment on se défend* contre telle et telle maladie.

C'est là une œuvre de vulgarisation utile.

Aujourd'hui, vous me demandez de participer à cette œuvre en écrivant quelques pages d'ophtalmologie, sous ce titre : *Comment on défend ses yeux.*

Je le fais bien volontiers.

Ces pages sont destinées non aux médecins, qui savent, mais au public qui ignore et qui a besoin d'être instruit, plus encore, d'être mis en garde contre des pratiques nuisibles et dangereuses.

Elles ne constituent pas, certes, un traité des maladies des yeux, ce n'est même pas un petit manuel.

Tel n'est pas mon but. Loin de là.

C'est autre chose.

Je me propose simplement de signaler les causes des affections oculaires les plus communes, d'indiquer les moyens de les éviter, et de donner quelques conseils pour l'hygiène de la vue.

Mettre à la connaissance du public des notions élémentaires d'une utilité pratique, dénoncer certains abus, certains préjugés entretenus par des guérisseurs, tel est mon but, et c'est par une publication de ce genre que je puis l'atteindre, et par là rendre, je l'espère, quelque service.

Je vous remercie de m'en avoir fourni le moyen.

Veuillez agréer, mon cher confrère, l'assurance de mes meilleurs sentiments.

Dr PÉCHIN.
168, *Boulevard St-Germain*.

Paris, 26 juin 1900.

SES YEUX

CHAPITRE I

Maladies de la conjonctive.

Les affections oculaires les plus fréquentes sont les conjonctivites. Elles sont dues au développement sur la conjonctive de divers microorganismes, désignés généralement sous le nom de microbes, et dont les principaux sont le bacille de Weeks, le diplobacille, le staphylocoque, le streptocoque, le gonocoque, le bacille diphtéritique, dit de Löffler, et le pneumocoque. Ces microbes sont les plus connus, ils déterminent sur la conjonctive les accidents inflammatoires les mieux étudiés.

Il y a encore diverses variétés d'infections conjonctivales dont l'agent pathogène n'est pas connu, et qui sont l'objet des recherches modernes.

La conjonctivite granuleuse a encore une étiologie discutée.

Cette énumération suffit pour démontrer l'utilité, la nécessité d'examiner soigneusement et dès le début un œil qui devient rouge, s'enflamme et sécrète. Cet examen permettra d'instituer le vrai traitement, de guérir le malade et de l'empêcher de contagionner d'autres personnes.

Il existe malheureusement dans le public un préjugé qui fait croire à l'action du « courant d'air », et cette action si banale est considérée naturellement comme ne pouvant pas causer de graves accidents. C'est une erreur. Et grâce à elle nous voyons tous les jours des malades qui ont crû que « ce n'était rien », que c'était « un courant d'air », et qui ont laissé ainsi s'aggraver un état qu'il eût été parfois bien simple de guérir dès le début.

Dans les villes où l'on peut facilement avoir les soins des médecins-ophtalmologistes, ces affections conjonctivales sont ordinairement bien soignées, mais dans les campagnes, il ne saurait en être de même. En attendant de pouvoir faire mieux, on lavera les yeux avec de l'ouate hydrophile et de l'eau bouillie, de l'eau boriquée, et on prendra les précautions nécessaires pour éviter la contagion.

On évitera d'instiller dans les yeux des liquides bizarres, comme je le dirai plus loin, à propos de la conjonctivite des nouveau-nés et qui sont le plus souvent nuisibles.

Dans les cas d'infections légères ou de nature peu grave, les conjonctivites guériront par les simples soins de propreté et les lavages que je viens d'indiquer. Si, malgré cela, les symptômes inflammatoires persistent ou s'aggravent, nul doute qu'il ne faille l'intervention du médecin.

Il y a surtout lieu d'insister, et dans l'intérêt des parents, et dans l'intérêt des enfants, sur la conjonctivite dite des nouveau-nés. Cette conjonctivite apparaît dans les premiers jours après la naissance, vers le quatrième, le cinquième ou le sixième jour. Les conjonctives sont plus ou moins rouges, les paupières sont plus ou moins gonflées et il y a une sécrétion muco-purulente. On se trouve alors en face d'une infection due soit au bacille de Weeks, soit à un diplobacille et dans ce cas, l'affection n'est généralement pas grave, mais souvent on a affaire à la conjonctivite purulente gonococcique. Cette affection est très grave, c'est à elle qu'est due le plus souvent la cécité.

Un enfant qui présente de pareils accidents oculaires ne doit pas être envoyé en nourrice, surtout envoyé en nourrice à la campagne. L'enfant emporté dans ces conditions devient le plus souvent aveugle en peu de temps ; et cette cécité est irrémédiable. Et comment n'en serait-il pas autrement ? La nourrice mercenaire, pauvre femme de la campagne, ignorante, accessible à tous les préjugés, sera capable ou de laisser évoluer l'affection avec une parfaite indifférence, ou de la combattre en employant les moyens les plus stupides que son pauvre cerveau lui permettra d'imaginer ou ceux que ne manqueront pas de lui proposer tous les guérisseurs de l'endroit, tels que lavages des yeux avec du lait, de l'urine, des infusions ou décoctions de feuilles ou de racines de toutes sortes ; introduction de sel de cuisine entre les paupières, etc., etc. Peut-être cette nourrice sera intelligente, peut-être ira-t-elle consulter le médecin capable de soigner l'enfant, mais combien c'est peu probable ! Je sais bien que la loi Roussel est une sauvegarde pour le petit malade, mais je sais aussi que l'affection marche rapidement et que les yeux pourront être perdus lorsque viendra l'époque de la *tournée* du médecin-inspecteur et qui inspectera trop tard sans que ce soit sa faute. Voilà la situation de l'enfant en nourrice. Cette situation est pleine de périls. Donc ne pas envoyer l'enfant en nourrice, tant que les yeux ne sont pas sains.

Si les parents habitent la ville ou la campagne, je leur conseille de faire venir au plus tôt un médecin et de préférence un ophtalmologiste. C'est là la seule mesure de prudence qu'on puisse sagement conseiller.

Si la mère a été accouchée par un médecin, des soins intelligents seront donnés. Un médecin instruit, expérimenté, comprendra qu'il s'agit d'une affection dont la nature est à déterminer. Il fera immédiatement l'examen bactériologique, examen qui lui permettra aussitôt d'instituer le traitement, et si cet examen ne peut être fait de suite et doit être retardé, un traitement rationnel n'en sera pas moins fait utilement en attendant.

Si la mère a été accouchée par une sage-femme, cette dernière pourra être une utile et sage conseillère. Les sages-femmes de l'école moderne ont reçu de nos accoucheurs une instruction que n'avaient pas, d'une façon générale, les sages-femmes d'autrefois. Le médecin général comme la sage-femme ont leur devoir tout tracé dans la prophylaxie de cette conjonctivite purulente, ils ont qualité pour s'en acquitter et ils s'en acquittent bien ; mais devant la conjonctivite déclarée leur mission est terminée, ils doivent faire appel à des soins spéciaux et s'ils s'en abstiennent, ils assument une lourde responsabilité. Avec raison les médecins généraux et même les accoucheurs se bornent à la prophylaxie, mais, malheureusement, la pratique ophtalmologique nous le montre souvent, les sages-femmes commencent le traitement et lorsque nous sommes appelés, c'est que les accidents oculaires ont pris un développement qui effraye.

C'est dans cette affection que l'on doit surtout appliquer le traitement prophylactique (1).

Cette conjonctivite grave, gonococcique, reconnaît pour cause l'infection des organes génitaux de la mère par le gonocoque. Ce gonocoque est lui-même l'agent de la blennorrhagie. Par conséquent, le traitement prophylactique sera le traitement curatif de la blennorrhagie aiguë ou chronique chez l'homme, comme de la blennorrhagie aiguë ou chronique des organes génito-urinaires chez la femme, et au moment de l'accouchement, comme dernière mesure prophylactique, l'antisepsie des voies génitales où la contagion pourra se produire.

(1) Péchin. De la prophylaxie de la conjonctivite purulente gonococcique des nouveau-nés. *Progrès médical* 1898. L. Broch. Félix Alcan 1898. (Paris).

Et lorsque l'enfant vient au monde, on devra, pour continuer les mesures prophylactiques, non pas recourir d'emblée aux instillations de nitrate d'argent, ni aux lavages avec les nombreux antiseptiques tant vantés récemment et qui constitueraient presque le traitement de la conjonctivite déclarée, mais se borner à des lavages soigneusement faits des paupières, du bord ciliaire et de la conjonctive. Ces lavages seront faits immédiatement après la naissance et avec de l'eau bouillie seulement. Ce sera bien d'employer l'eau savonneuse pour la peau et le bord palpébral, afin de les débarrasser plus facilement de l'enduit graisseux qui les recouvre. et qui peut retenir les germes pathogènes.

En dépassant cette formule prophylactique, on risque de causer des accidents inflammatoires, et de donner le change avec la conjonctivite que l'on cherche à éviter.

On comprendra que je ne donne pas un traitement spécial pour chacune des conjonctivites, à laquelle donne lieu le développement de tel ou tel microbe, car il faudrait supposer, ce qui n'est pas, que le lecteur saura reconnaître tel ou tel genre d'infection, d'après l'aspect clinique des lésions.

Mais j'insiste sur la prophylaxie en évitant la contagion. Nos médecins des écoles municipales et des lycées exigent avec raison l'éloignement de tout enfant atteint d'affection oculaire de nature inflammatoire et n'acceptent le retour de l'écolier qu'avec un certificat constatant la guérison.

Cette notion de la contagion ne saurait être trop répandue. Grâce à elle, on évitera ces épidémies d'écoles et de maisons qui se produisent encore trop souvent.

La contagion devra être surtout évitée dans les cas de conjonctivite purulente des nouveaux-nés, et dans la conjonctivite granuleuse, cette dernière étant une affection particulièrement grave par les lésions qu'elle détermine dans la cornée.

La contagion de la conjonctivite purulente gonococcique des nouveau-nés est surtout grave chez les adultes; chez eux, la conjonctivite gonococcique évolue rapidement, et revêt presque toujours une forme maligne, parce qu'elle entraîne des lésions cornéennes.

Donc, toute personne atteinte de blennorrhagie ou soignant un enfant atteint de conjonctivite gonococcique, devra prendre les précautions les plus minutieuses afin de ne pas contagionner ses yeux, soit par les doigts, soit par les linges ou objets de traitement ou de pansement et dans le cas d'affection déclarée on devra se hâter de traiter, par les lotions antiseptiques et le nitrate d'argent. La lenteur à ré-clamer en ce cas les soins appropriés, peut être la cause du désastre. En voici un exemple entre cent autres : une belle jeune fille d'une vingtaine d'années se présenta un jour à ma clinique conduite par une autre personne. Huit jours auparavant, elle avait été atteinte d'une double conjonctivite blennorrhagique. Pendant ces huit jours la malheureuse s'était confiée aux soins (?) d'une guérisseuse qui lui avait conseillé de tenir appliqués sur les yeux des cataplasmes faits avec certaines feuilles cueillies pendant la nuit dans le bois de Vincennes. Au bout de ces huit jours la situation était désespérée.

Voilà un sujet de méditation pour les gens crédules.

CHAPITRE II

Maladies de la cornée.

Les maladies de la cornée ont une grande analogie avec les maladies de la conjonctive qu'elles compliquent le plus souvent.

Elles sont dues à des infections venues du dehors, ou à des maladies générales.

Ces inflammations de la cornée doivent être l'objet de soins tout particuliers et donnés par les médecins, car elles laissent le plus souvent des taies qui diminuent plus ou moins la vision.

Contre ces maladies de la cornée et aussi contre les maladies de la conjonctive, on vante de l' « Eau pour les yeux », contre laquelle je mets en garde le public. Cette eau, généralement à base de sulfate de zinc à petite dose, est absolument anodine ; elle est inutile dans les cas bénins et dangereuse dans les cas graves, parce qu'elle fait perdre un temps précieux aux malades qui, pendant tout le temps qu'ils s'en servent, sont privés des soins nécessaires.

Les corps étrangers de la cornée sont fréquents, notamment chez les ouvriers de certaines fabriques. Pour mettre les yeux à l'abri des éclats de pierre, de fer, d'acier, etc..., je recommande le port des lunettes spéciales. C'est le seul moyen pratique de se mettre à l'abri de ce genre d'accident.

Ceux qui en sont victimes sont trop souvent portés à le croire sans gravité et demandent à n'importe qui de les débarrasser. C'est une faute. L'extraction de ces corps étrangers peut être difficile, et en les enlevant maladroitement, on peut donner lieu à de graves accidents.

CHAPITRE III

La Cataracte.

On croit trop souvent dans le public que la cataracte consiste dans « une peau sur l'œil ». La vraie définition est la suivante : La cataracte est due à l'opacification du cristallin. Le cristallin est un organe intraoculaire, de forme lenticulaire, transparent et qui sert à faire converger les rayons lumineux sur la région du fond de l'œil où se fera la perception lumineuse.

L'opération dite de la cataracte, et qui consiste à enlever le cristallin opacifié, est le seul traitement rationnel contre l'opacification du cristallin et tous les traitements « sans opération » sont sans aucune valeur. Il est vrai que la cataracte peut, avec le temps, se résorber, la capsule seule restant; c'est ce qu'on a appelé la guérison spontanée de la cataracte. Cette résorption n'est qu'un mode évolutif de la cataracte.

Le résultat opératoire de la cataracte est subordonné à la nature de celle-ci. Il est toujours satisfaisant dans la cataracte dite sénile. Au contraire, dans la cataracte due aux maladies générales, aux lésions des membranes profondes de l'œil, au traumatisme, ce résultat peut laisser à désirer ou même être tout à fait mauvais. Dans certains cas, il faut donc s'abstenir de l'opération.

CHAPITRE IV

De la Réfraction

et du choix des Lunettes.

Il y a trois sortes de vue, ou mieux de réfraction statique :

1° L'emmétropie ; 2° l'hypermétropie ; 3° la myopie.

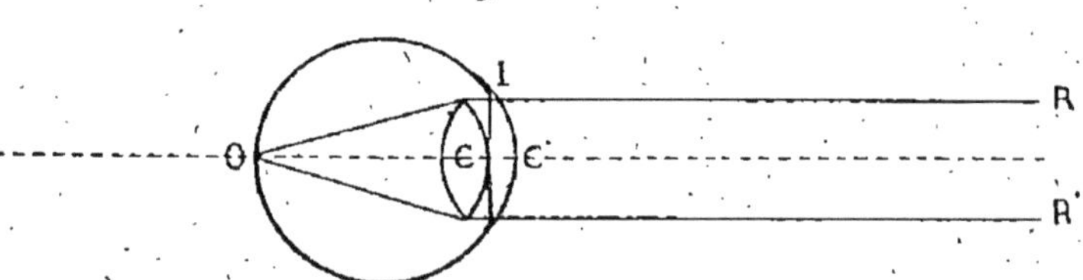

Fig. 1. — Œil emmétrope.

R, R'' rayons parallèles se réunissant en O, sur la rétine. C', cornée ; C', cristallin ; 1, iris.

1° Emmétropie fig. 1. Les rayons lumineux qui

sortent de l'œil sont parallèles, ou bien les rayons
qui viennent de l'infini vont se réunir sur la rétine. Grâce à la fonction de l'accommodation,
l'emmétrope voit bien de loin comme de près.
Mais à partir d'un certain âge, vers 40 ans, l'amplitude d'accommodation diminue ; c'est la presbytie qui apparaît et les verres convexes sont nécessaires pour le travail de près.

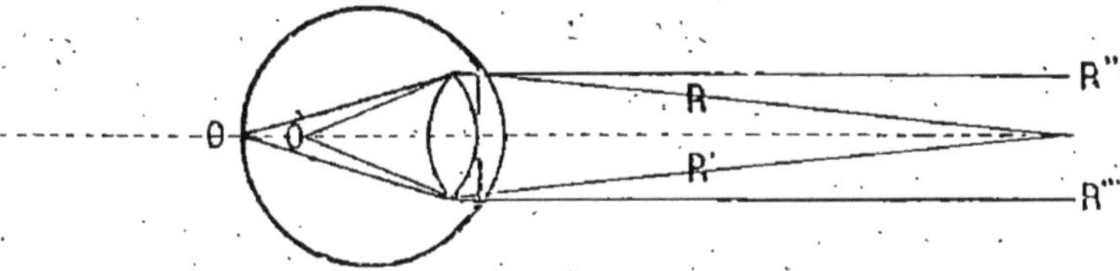

Fig. 2. OEil hypermétrope.

R, R', rayons parallèles se réunissant en O', en un point
situé au delà de la rétine. Des rayons divergents R", R"',
seuls peuvent, sans accommodation, se réunir sur la rétine
en O.

2° **Hypermétropie** (fig. 2). Les rayons lumineux
qui sortent de l'œil sont divergents ou bien, inversement, les rayons qui pénètrent dans l'œil en
convergeant peuvent seuls avoir leur foyer sur la
rétine et comme cette convergence ne peut être
obtenue qu'expérimentalement, il est plus vrai de
dire que dans un œil hypermétrope les rayons

parallèles, c'est-à-dire qui viennent d'un objet éloigné, ont leur foyer au delà de la rétine, celle-ci se trouvant sur le trajet d'un cône lumineux. Les hypermétropes très jeunes, qui ont une grande force d'accommodation, peuvent ramener le foyer sur la rétine, mais cette force accommodative peut être insuffisante et d'ailleurs elle diminue avec l'âge. Là est la source de migraine, de céphalée sus-orbitaire, d'insomnie et d'une véritable incapacité de travail et de troubles oculaires désignés sous le nom d'asthénopie accommodative.

Beaucoup de personnes atteintes de ces troubles sont soignées pour des états cérébraux. A combien de jeunes gens n'a-t-on pas fait cesser leurs études pensant qu'il s'agissait de surmenage. Que de fois ai-je vu des carrières compromises parce qu'on avait omis d'examiner la réfraction. En pareil cas, c'est par cet examen qu'il faut commencer et s'il y a hypermétropie, choisir des verres convexes appropriés soit pour la vision de près, soit pour la vision éloignée et aussi pour le travail.

3° **Myopie.** — Les rayons lumineux sortent de l'œil en convergeant ; ou inversement les rayons qui tombent sur la cornée en divergeant forment leur foyer sur la rétine. Les rayons parallèles, c'est-à-dire, ceux qui proviennent des objets éloignés, forment leur foyer en avant de la rétine et leur prolongement forme sur cette membrane un cône lumineux qui donnent de l'objet une image imparfaite. C'est pourquoi les myopes voient bien de près et mal de loin.

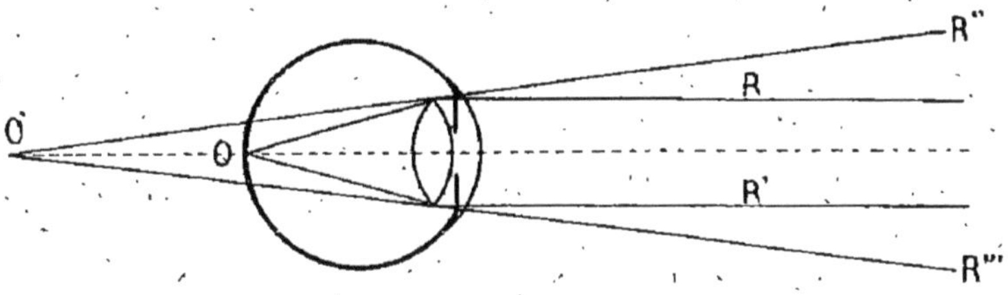

Fig. 3. OEil myope.

R, R' rayons convergents se réunissant en O, sur la rétine. R", R''', rayons parallèles se réunissant en O', en un point situé en avant de la rétine.

4° Chaque méridien cornéen peut avoir une réfraction différente, soit emmétropique, soit hypermétropique, soit myopique, c'est l'*astigmatisme* et l'on conçoit à quelles nombreuses variétés d'astigmatisme on peut avoir affaire étant donné les diverses réfractions que les divers méridiens peuvent présenter.

C'est par le choix des lunettes qu'on corrige les troubles dûs à la presbytie, à l'hypermétropie, à la myopie et à l'astigmatisme.

Je ne saurais trop engager les personnes qui

ont des troubles oculaires à consulter le médecin-ophtalmologiste et non pas l'opticien. Ce dernier vend les lunettes comme le pharmacien vend les médicaments. L'opticien ignore la dioptrique oculaire, il ignore également la pathologie oculaire, de même que le pharmacien ignore la médecine en général. Assurément le choix de lunettes, lorsqu'il s'agit d'une simple presbytie, peut réussir dans ces mauvaises conditions et c'est parce qu'il peut réussir ainsi que le public s'adresse le plus souvent à l'opticien. Et l'on comprend que l'opticien ne renvoie pas son client.

Mais que sera le choix des lunettes si la vision est différente dans les deux yeux ? si un œil est emmétrope ou myope et l'autre hypermétrope avec l'âge de la presbytie ? Que sera-t-il dans la myopie avec altération du fond de l'œil avec des verres trop forts, mais qui plairont au malade, parce qu'ils lui donneront plus de visibilité ? Que sera-t-il chez un myope ou un hypermétrope qui doit porter deux paires de lunettes, des verres concaves ou convexes de foyers différents pour la vision de près et la vision éloignée ? que sera-t-il chez les malades qui n'ont pas de myopie proprement dite, mais du spasme, de la contracture du muscle ciliaire, le muscle de l'accommodation ? que sera-t-il enfin chez les astigmates ?

Il sera très mal fait.

Je ne fais pas le procès aux opticiens ; ils servent comme ils peuvent les clients qui s'adressent à eux, et dans les cas difficiles, sinon dans tous, ils souhaiteraient, je pense, que leurs clients se fussent adressés ailleurs.

Je considère le choix des lunettes comme très important, et comme devant être fait par le médecin-ophtalmologiste. Ce dernier, après examen de l'œil, sera au courant de l'état de la réfraction, et aussi du trouble oculaire accusé par le malade. Il y aura non seulement choix de lunettes, mais examen de l'état de l'œil, examen qui pourra conduire à un diagnostic d'une affection générale. Et s'il s'agit de myopie, il y aura non seulement choix de verres concaves, mais conseils pour arrêter les progrès de la myopie. La constatation de la réfraction myopique peut soulever plusieurs questions d'étiologie et c'est alors qu'il convient surtout d'examiner le fond de l'œil, l'état du cristallin et de considérer l'âge du malade et ses occupations. Les enfants myopes doivent être surveillés de près ; on doit les examiner à des intervalles assez rapprochés et comparer entre eux les résultats de ces examens. Et dans le cas de myopie progressive, on devra défendre, dans la mesure qui conviendra, les travaux qui exigent la vision rapprochée. Il y aura un traitement prophylactique de la myopie à instituer.

En Allemagne, un médecin-ophtalmologiste est chargé dans chaque école, de mentionner sur une fiche la réfraction de chaque élève ; sur cette même fiche, est mentionnée également l'acuité auditive. On comprend comment, dans ces conditions, chaque élève peut occuper dans sa classe la place qui convient à son acuité visuelle et auditive, et comment les troubles de réfraction peuvent être constatés et soignés aussitôt qu'ils apparaissent. L'Allemagne qui nous a dejà donné pas mal d'exemples que nous avons suivis pour notre plus grand bien, nous en donne un dans la surveillance efficace des yeux chez les enfants, exemple que nous devrions suivre également.

J'ai cherché inutilement à intéresser les pouvoirs publics à cette question, et les démarches que j'ai faites pour qu'on instituât cette surveillance dans nos écoles, sont restées sans résultats (1).

C'est donc aux parents que je m'adresse, et après leur avoir signalé les dangers d'une amé-

---

(1) M. Meurgé, maire du V° arrondissement, comprenant l'importance de cette surveillance, a bien voulu récemment me confier les examens oculaires chez les élèves des écoles communales placées sous sa tutelle. Mais ce n'est là qu'une mesure isolée. Elle devrait s'étendre à toutes les écoles.

tropie méconnue, j'espère qu'ils comprendront ce qu'ils doivent faire et qu'il importe d'examiner la vision de leurs enfants surtout dès que le moindre trouble apparaît.

CHAPITRE V

L'Accommodation.

Lorsque nous regardons au loin avec un instrument d'optique, une jumelle de théâtre, par exemple, nous avons dû mettre l'instrument *au point*, afin d'avoir une image nette de l'objet.

Si, toujours munis de la jumelle, nos yeux se portent sur un objet situé à une autre distance, à une distance rapprochée, la vision se trouble et pour qu'elle devienne distincte, pour que les objets regardés de près apparaissent nettement, nous devons de nouveau mettre la jumelle *au point*. Nous changeons la distance réciproque des verres. Nous déplaçons le foyer des lentilles.

Si maintenant, sans l'aide d'appareil ou d'instrument quelconque, nous regardons successivement de loin et de près, dans des conditions d'espace et de grandeur des objets différentes, bien entendu, nous constatons que dans la vision éloignée, comme dans la vision rapprochée, les objets sont vus avec netteté.

Il s'est donc passé quelque chose dans notre organe visuel d'analogue à ce qui s'est passé dans la jumelle. L'œil s'est mis *au point* spontanément et sans que nous en ayons eu connaissance. Il a, ce qu'on appelle *accommodé*. Il a mis en exercice sa *fonction accommodative*.

Cette faculté d'accommoder est variable avec l'état de réfraction. Un œil emmétrope (rayons parallèles), ou hypermétrope (rayons divergents), ou myope (rayons convergents) alors qu'il est au repos, qu'il *n'accommode pas*, présente un état de réfraction dite *statique*. Et lorsque l'accommodation intervient, il s'agit alors de réfraction dite *dynamique*.

Le pouvoir accommodateur sert à rendre la vision distincte du point le plus éloigné au point le plus rapproché. Ces deux points varient selon la réfraction statique, c'est-à-dire, selon que l'œil est emmétrope, hypermétrope ou myope. Et par conséquent ce pouvoir accommodateur pour s'exercer entre le *punctum remotum* et le *punctum proximum*, dont les distances sont variables, devra posséder lui-même une certaine étendue, c'est ce qu'on appelle l'*amplitude d'accommodation*.

Cette amplitude d'accommodation est exprimée par la valeur d'une lentille convexe qui ajoutée à l'œil, formerait une image du *proximum* à l'endroit du *remotum*.

Le pouvoir accommodateur est à son maximum au début de la vie et c'est progressivement qu'il diminue pour arriver parfois à disparaître tout à fait.

Cette diminution et cette disparition de la force accommodative constitue la *presbytie*.

On conçoit donc que les hypermétropes qui pour corriger leur amétropie, c'est-à-dire, pour ramener au parallélisme des rayons divergents, font déjà appel à la force d'accommodation pour la vision éloignée, viendront vite à bout de cette force et qu'ils l'épuiseront facilement. Mise constamment à contribution dans la vision éloignée, cette force devient encore plus nécessaire dans la vision rapprochée où elle doit se dépenser en plus forte quantité. On peut donc dire que les hypermétropes sont en puissance de presbytie.

Les emmétropes deviennent presbytes vers la 40ᵉ année.

Les myopes échappent apparemment à la presbytie. Grâce à cet *allongement* de la vue, allongement qui succède progressivement à la vue courte, la myopie semble s'améliorer, diminuer.

En réalité le *punctum maximum* du myope s'éloigne, c'est de la presbytie dans la myopie.

Comme nous allons le voir l'accommodation est fonction d'un muscle ; elle sera donc subordonnée à l'intégrité anatomique et fonctionnelle de ce muscle. Et, en effet, il y a des troubles de l'accommodation qui s'expliquent par la pathologie de ce muscle. Ce muscle peut subir des altérations dans son innervation et dans son parenchyme, comme aussi il peut être épuisé par la fatigue. De là des troubles parétiques, paralytiques, spasmodiques faciles à interpréter si l'on compare le muscle de l'accommodation aux autres muscles de l'économie. Comparaison anatomique légitime à laquelle s'adapte une comparaison pathologique.

Mécanisme de l'accommodation. — Dans son mémoire « sur le mécanisme de l'œil » en 1801, *Young* a démontré, le premier, que l'accommodation se fait par une augmentation de courbure des surfaces cristalliniennes et non par une augmentation de courbure de la cornée ou par un allongement du globe. Il démontra également que les opérés de cataracte ont perdu la faculté d'accommoder. Mais les connaissances anatomiques ne permirent pas à *Young* de déterminer par quel mécanisme se faisait cette augmentation cristallinienne. La question fit un pas en avant lorsque *Bowman et Brucke* eurent découvert le muscle ciliaire en 1846.

La théorie de Helmholtz n'est qu'une hypothèse que son auteur lui-même n'a d'ailleurs donnée que comme probable ; mais elle n'a jamais été parfaitement démontrée. La voici en deux mots : contraction du muscle ciliaire d'où avancement de la choroïde et par suite relâchement de la zonule. Ce relâchement met le cristallin au repos, et cet état de repos comporte une augmentation de volume dans le sens antéro-postérieur ; cet organe bombe par sa propre élasticité en se rapprochant de la forme sphérique.

Tscherning a battu en brèche cette théorie, il admet que l'accommodation se fait par la formation passagère d'un lenticone antérieur et, en effet, il a démontré que la traction exercée sur la zonule détermine une augmentation de courbure.

Dans l'hypothèse d'Helmholtz c'est le contraire qui est admis : tension normale de la zonule et aplatissement du cristallin d'une part et d'autre part relâchement accommodatif de la zonule et développement sphérique du cristallin consécutif. Ce relâchement accommodatif suppose une contraction du muscle ciliaire d'arrière en avant avec point fixe en avant, point fixe qui paraît conforme avec les données anatomiques.

Dans la théorie de Tscherning la traction de la zonule détermine une augmentation de courbure, non plus par élasticité du cristallin qui reprendrait son volume *de repos*, mais par formation passagère d'un lenticone antérieur, ledit lencone étant dû lui-même à un déplacement de la couche superficielle, *couche accommodative de Tscherning*. Au moment de la contraction du muscle ciliaire son extrémité postérieure avance, son extrémité (angle) antéro-externe reste fixe et l'extrémité (angle) antéro-interne recule. De ces mouvements combinés il résulte que le corps vitré et le cristallin sont soutenus, et que le cristallin maintenu dans l'immobilité va subir la traction zonulaire produite par le reculement de l'extrémité (angle) antéro-postérieure.

Le lenticone antérieur est un fait constaté. Il constant.

La théorie de Tscherning date de 1894. Mais déjà en 1871 Carmona y Valle (de Mexico) admettait la traction zonulaire exercée par le muscle ciliaire, traction qui comprimait la périphérie du cristallin, faisait passer la substance *gommeuse*, couche corticale, (couche accommodative de Tscherning) de la périphérie dans les parties centrales entre le noyau et la cristalloïde antérieure principalement (lenticone antérieur de Tscherning).

En somme ces deux théories se ressemblent ; il s'agit toujours du bombement du pôle antérieur du cristallin par la traction de la zonule et Tscherning a eu le mérite d'apporter à la théorie de Carmona y Valle l'appui de l'expérimentation.

CHAPITRE VI

Du Strabisme.

Le symptôme apparent du strabisme, est la *déviation oculaire*.

Ce symptôme peut faire défaut, il s'agit de *strabisme latent*.

Il y a strabisme lorsque les deux lignes visuelles ne s'entre-croisent pas au point fixé.

Nous voyons avec les deux yeux de deux façons différentes : *simultanément* et *binoculairement*. Or, toutes les fois que pour une cause quelconque l'appareil de vision simultanée restant intact alors que l'appareil de vision binoculaire est atteint, il y a *strabisme*.

La déviation oculaire peut être due à une paralysie musculaire; mais cet état paralytique n'est pas le strabisme proprement dit.

Qu'il s'agisse du strabisme convergent ou du

strabisme divergent, du strabisme chez les hypermétropes, chez les myopes ou les amétropes, la cause est toujours dans un obstacle à la vision binoculaire, cause d'origine centrale, cérébrale.

Le strabisme n'est pas d'origine musculaire. L'obstacle à la vision binoculaire peut atteindre l'appareil qui sert au fonctionnement de cette vision binoculaire, soit dans sa partie sensorielle, soit dans sa partie motrice et y porte entrave en troublant la fonction de convergence et en changeant les rapports de synergie qui existent normalement entre la convergence et l'accommodation. (Parinaud).

Les difficultés ou l'impossibilité que la vision binoculaire peut avoir à s'exercer reconnaissent pour cause : toutes lésions oculaires: les troubles cérébraux qui peuvent être d'ordre si divers et dépendre d'états pathologiques si variés: les amétropies et enfin les prédispositions héréditaires.

Le *traitement* rationnel du strabisme consistera dans l'emploi judicieux des divers procédés qui relèvent de la méthode du rétablissement de la vision binoculaire. C'est le traitement *fonctionnel* ou *optique* qui sera employé seul ou conjointement avec le traitement *chirurgical* selon les cas.

CHAPITRE VII

Conseils Généraux.

A la naissance, on devra se préoccuper du traitement de la conjonctivite gonococcique. Et même auparavant le traitement prophylactique aura déjà dû être institué.

D'autres infections peuvent atteindre les yeux du jeune enfant. Elles seront l'objet de soins spéciaux et malgré l'apparence de bénignité de certaines d'entre elles, on devra continuer les soins jusqu'à parfaite guérison, car les taies de la cornée, qui abaissent considérablement la vision, proviennent souvent du jeune âge et reconnaissent pour cause des états inflammatoires qui ont persisté longtemps avec des alternatives d'amélioration et de rechutes.

Les parents ont tort d'assister sans inquiétude à la longue durée de ces affections et de ne pas faire soigner convenablement leurs enfants.

Les fièvres éruptives, notamment la rougeole,

peuvent déterminer des accidents oculaires qu'on ne devra pas négliger. La variole est devenue rare actuellement; mais on devra se rappeler que les graves lésions cornéennes auxquelles elle peut donner lieu, seront le plus souvent évitées parce que les soins oculaires ont ici une très grande importance et une très grande efficacité.

Pendant l'enfance et l'adolescence, il y a lieu d'insister tout particulièrement sur la propreté de la face et des yeux. Nous voyons souvent dans les cliniques et les dispensaires des lésions du bord des paupières qui ne reconnaissent d'autre cause que le manque de soins de propreté.

J'attire tout spécialement l'attention sur l'hygiène de la bouche chez les enfants comme chez les adultes. Une mauvaise dentition, la carie dentaire peuvent donner naissance à des troubles oculaires et même à des complications très graves.

L'hygiène de la bouche est malheureusement trop délaissée. Elle est considérée à tort comme une hygiène luxueuse alors qu'on devrait la juger comme de première importance.

L'examen de la réfraction devra être pratiqué chez les enfants dès qu'ils fréquentent l'école. Cet examen fera reconnaître une amétropie qu'on corrigera par un choix de verres et évitera des troubles qu'on assigne généralement à d'autres causes.

Cet examen sera des plus utiles lorsqu'il s'agira du choix d'une carrière.

Dans les écoles et les crèches les affections oculaires contagieuses sont fréquentes ; d'où la nécessité de surveiller les enfants et d'éloigner les malades jusqu'à guérison complète.

Le travail, soit dans les appartements privés, soit dans les salles d'étude, ne doit se faire qu'à l'aide d'un bon éclairage. A défaut de la lumière solaire qui constitue la meilleure des lumières, on se servira de la lumière électrique, du gaz, de la bougie, de l'huile, du pétrole, des huiles minérales et des essences. On a beaucoup discuté sur la valeur de ces diverses sources de lumière faisant intervenir l'influence des rayons lumineux et des rayons caloriques. Ces discussions n'ont pas grand intérêt pratique. On peut dire que ces diverses sources lumineuses sont bonnes à condition d'être bien installées. La source lumineuse doit-être à proximité de la table de travail et revêtue d'un abat-jour qui abrite les yeux. Elle doit-être fixe, non vacillante. C'est dire combien sont défectueuses les conditions dans lesquelles se fait la lecture le soir en voiture ou en chemin de fer.

L'écriture droite est très recommandable ; il y a lieu de la substituer à l'écriture cursive, dite anglaise.   **Dʳ ALPH. PÉCHIN.**

TABLE DES MATIÈRES